I0076823

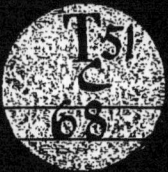

D. T. BARTHÉLEMY

Médecin de Saint-Lazare,
Ancien chef de clinique de la Faculté
à l'hôpital Saint-Louis,
Lauréat de l'Institut et de l'Académie
de médecine, etc.

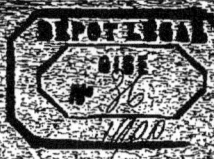

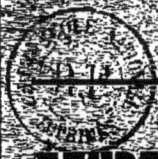

ÉTUDE DE PROPHYLAXIE SPÉCIALE

Extrait du *Bulletin de la Société de Médecine légale de France*
(Paris, 23 nov. 1899)

CLERMONT (OISE)

IMPRIMERIE DAIX FRÈRES

3, PLACE SAINT-ANDRÉ, 3

1899

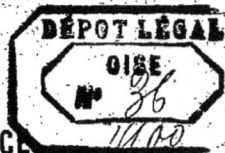

SOCIÉTÉ DE MÉDECINE LÉGALE DE FRANCE

SÉANCE DU 13 NOVEMBRE 1899.

Le Procès-verbal de la séance précédente est adopté.

M. MOTET. — Messieurs, vous vous souvenez que la Société de médecine légale de France avait été invitée à se faire représenter au Congrès de Bruxelles. — Vous avez répondu à cette invitation en nommant comme vos délégués M. le Professeur Fournier et M. le Dr Barthélemy. — Nos savants collègues ont reçu l'accueil que leur méritaient et leur autorité, et leurs nombreux travaux ; ils ont pris une part importante aux délibérations du Congrès, et M. le Dr Barthélemy vous envoie le Compte rendu suivant :

CONFÉRENCE INTERNATIONALE

POUR LA

PROPHYLAXIE DES MALADIES VÉNÉRIENNES

(SYPHILIS ; PROSTITUTION ; RÉGLEMENTATION)

Par le Dr BARTHÉLEMY (de Paris).

Médecin de Saint-Lazare,
Lauréat de l'Institut et de l'Académie de Médecine de Paris,
Délégué du Ministère de l'Intérieur
et de la Société de Médecine légale de France, etc.

Les grandes questions scientifiques ou sociales sont de nos jours discutées dans les congrès internationaux qui sont les conciles modernes. Mais les congrès comprenant l'ensemble d'une science, telle que la science médicale, par exemple, deviennent eux-mêmes trop touffus, et il est vraisemblable que le grand congrès de l'an prochain sera le dernier de cette nature. De plus en plus, comme si la science était pressée, on s'arrange pour convoquer et pour grouper (quand une question semble mûre pour la discussion) les compétences spéciales de chaque pays, de façon à doubler les étapes dans la marche des idées vers le Progrès.

1

les congrès spécialisés sont à l'avenir les seuls qui aient des chances de succès, si tant est qu'on mesure celui-ci à l'utilité réelle, aux résultats acquis.

Après les conférences internationales contre la *lèpre* et la *tuberculose*, et en attendant la ligne qui ne peut manquer de se former contre le *cancer*, il était indiqué d'organiser la défense des sociétés contre les maladies vénériennes, c'est-à-dire contre un de leurs plus anciens et plus cruels enne-mis. C'est grâce au zèle infatigable, au labeur et à la per-sévérance du Dr Dubois-Havenith, de Bruxelles, qui sut in-téresser le gouvernement de son pays à cet effort digne d'attention, qu'eut lieu, du 4 au 8 septembre 1899, la Con-férence internationale chargée de mettre au point la dis-cussion jusque là si diffuse de la syphilis, de la prostitu-tion et de la surveillance, c'est-à-dire de la réglementation de cet agent principal de la pérennité du fléau vénérien et de la dissémination des maladies vénériennes. Y prirent part plus de 300 membres de toute nationalité, médecins, jurisconsultes, administrateurs, législateurs, les uns à titre de délégués des gouvernements et des divers corps consti-tués, les autres, à titre privé et en raison de leur compé-tence spéciale, tous d'ailleurs sur invitation particulière.

Le comité d'organisation comprenait les ministres de la Justice, de l'Instruction Publique et des Affaires Étrangères de Belgique, le Bourgmestre de la ville de Bruxelles, le Secrétaire général du ministère des Travaux Publics, et avait pour Secrétaire général le Dr Dubois-Havenith. Le Prési-dent de la conférence était M. Lejeune, ministre d'État de Belgique. Parmi ses membres, on comptait les notabilités dermatologiques de tous les pays, les professeurs Fournier, Kaposi, Neisser, Doutrelepont, Lassar, Hutchinson, Colcott, Fox, etc., etc., le président du Conseil d'Etat du canton de Genève, un des vice-présidents du Conseil Municipal de Paris, un député français, de nombreux délégués de nos diverses administrations et municipalités, etc.

Se trouvaient en présence les représentants autorisés des

deux opinions qui dominent toute la question pratique, c'est-à-dire la prophylaxie administrative et policière, à savoir les réglementaristes et les abolitionnistes.

Les Jurisconsultes étaient représentés par MM. Schmölder, Rethau-Macaré, Cunningham, Beco, Lejeune, ce juriste éminent à qui est due l'idée première de cette loi de douceur, chez nous connue sous le nom de loi Bérenger. Malgré les invitations réitérées, aucun personnage français spécialement versé dans l'étude des lois et du droit administratif ne s'était rendu à la Conférence; et pourtant la question de la prostitution fourmille de points qui ne peuvent être utilement débattus qu'avec l'esprit et la science juridiques.

Citons encore Mesdames Bieber-Bohem (de Berlin), Drysdale et Eppington (de Londres), etc... J'omets nombre de membres, et des plus éminents, et je les prie de m'excuser, car je n'ai ici qu'à indiquer la physionomie de la salle.

Les organisateurs ont tenu à faire, dans leurs invitations, une très large part aux représentants, quelquefois plus acharnés qu'autorisés, des doctrines abolitionnistes, voire des différentes sectes de l'abolitionnisme. « Réunies dans leur commune horreur pour toute espèce de réglementation, a pu écrire le Dr Thibierge, des personnes, d'accord peut-être uniquement sur ce point, ont, dès le début de la Conférence, combattu en groupe compact, et, grâce à ce système d'obstruction qui réussit souvent aux oppositions bruyantes et aux minorités passionnées, sont parvenues parfois à faire dévier certaines discussions et ont certainement fait obstacle à l'adoption de vœux qui auraient réuni une imposante majorité. »

On peut dire toutefois dès maintenant que la grande majorité de la Conférence était pour la surveillance et, par conséquent, pour la réglementation de la prostitution, opinion que les discussions n'ont fait que confirmer. Outre ce résultat, qui a été rendu indiscutable, comme chacun pourra s'en rendre compte par la lecture des bulletins et des procès-verbaux, la Conférence a fourni une occasion unique, jusqu'à ce jour, de recueillir sur toutes les questions relatives à la prostitution des documents de la plus haute importance. Les enquêtes faites pour la circonstance dans presque tous les Pays du monde, les rapports qui ont été élaborés, les comptes-rendus des séances, formeront le recueil le plus complet et le plus intéressant qui ait été publié depuis l'œuvre de Parent-Duchâtelet qu'il ne suffira plus désormais de citer sur ce point d'hygiène sociale et de médecine légale. Ces travaux seront certainement souvent consultés dans l'avenir et fixeront l'état de la question, en établissant quelle était, à notre époque et à ce sujet, l'opinion prépondérante parmi les personnes compétentes.

Les statistiques (les discussions l'ont prouvé surabondamment) ne peuvent pas, en ce qui concerne les maladies vénériennes, être invoquées comme argument péremptoire ; elles peuvent tout démontrer, aussi bien *pour* que *contre* la réglementation, reposent le plus souvent sur des bases discutables et ne sont pas comparables entre elles. L'exposition de faits bien observés, et le bon sens, ainsi que l'a fort bien dit M. le Prof. Fournier, sont des arguments autrement puissants et probants.

Dans un rapport important, M. le Pr Alfred Fournier (de Paris) a fait un tableau saisissant des ravages de la syphilis. La grande expérience de ce maître, l'autorité qui s'attache à ses paroles sages et prudentes, la précision et la droiture de son jugement, toutes ces qualités, jusqu'à la bonté manifeste de ses aspirations, ont vivement impressionné l'assemblée. La syphilis constitue un danger social aux quatre points de vue suivants :

1° De par les dommages individuels qu'elle inflige au malade : accidents tertiaires, communs dans l'un et l'autre sexe, dans toutes les classes de la Société, portant fréquemment sur la moelle et sur le cerveau, le système nerveux étant la victime préférée du tertiarisme. Il faut tenir

compte aussi des affections dites parasyphilitiques, conséquences directes de la syphilis, mais n'étant syphilitiques
pas plus d'origine que de nature, condition rendant la
guérison encore plus difficile [leucoplasie buccale, paralysie générale, tabès (631 cas sur 4400 malades), dispositions
aux avortements, infantilisme, déchéance de race, etc.].

2° De par les dommages collectifs qu'elle inflige à la famille, à savoir : la contamination de l'épouse, la dissolu-
tion fréquente du mariage, la ruine matérielle de la famille par incapacité de son chef, de celui qui doit être le
soutien de cette famille, de celui qui a charge des intérêts
matériels de la communauté. Dès lors, la femme est une
syphilitique de plus, pour elle-même et pour les autres, voire
pour les enfants dont la santé, sinon l'existence, est des
plus compromises.

3° De par les conséquences héréditaires qu'elle comporte, notamment de par l'effroyable mortalité (85 % dans
la 1re année) dont elle menace les enfants. Insuffisamment
traitée ou abandonnée à son évolution propre, la syphilis
tue les enfants dès les premiers mois de la conception, ou
bien dans les derniers mois de la grossesse : de là les avortements, les accouchements prématurés, ou encore les
morts à la naissance sans lésion localisée visible à l'autop-
sie, par impuissance d'exister, par inaptitude à la vie, tellement l'infection est profonde. C'est par milliers qu'on
produirait les cas, dits de débilité native, où la syphilis a
tué de la sorte, 2, 3, 4, 5 enfants de la même famille. L'observation prouve que l'hérédité maternelle, infiniment plus
dangereuse, comporte une mortalité plus que double de
l'hérédité paternelle, laquelle est pourtant indéniable.

4° Enfin, de par les dégénérescences, les dystrophies, les
monstruosités, les malformations et le rapide abâtardisse-
ment que la syphilis peut imprimer à l'Espèce. Les rares hé-
rédo-syphilitiques qui ont survécu sont des êtres inférieri-
sés, décadents, déchus, débiles, dégénérés. Parfois les malformations ne sont que partielles ; d'autres fois elles portent

sur les organes essentiels, et au lieu de produire simplement, par exemple, des dents fragiles et atypiques, elles en-
gendrent l'idiotie ou le gâtisme. Si le traitement a été suffisant, la descendance peut être indemne de toute tare héré-
ditaire ; mais, dans le cas contraire, les enfants gardent
l'empreinte de la tare originelle et la syphilis du grand-père
a pu, sans contestation possible, se traduire sur le petit-fils
du côté des dents, des yeux, du squelette ou du système nerveux, par exemple. Assurément il existe une hérédité dys-
trophique de seconde génération. Les dystrophies ainsi
créées peuvent ensuite rester héréditaires. A la façon de la
syphilis elle-même, l'influence hérédo-syphilitique constitue
très certainement une prédisposition à l'avortement, comme
à la naissance d'enfants morts ou destinés à une mort rapide, tant que le traitement n'intervient pas.

Tel est le bilan de la syphilis comme nocivité vis-à-vis
de l'individu, de la famille et de l'entourage, de la descendance et de l'Espèce : graves dangers sociaux faisant, par
conséquent, partie de ceux que toute collectivité organisée
et soucieuse de ses intérêts fondamentaux se doit de combattre et de réduire au minimum.

Voyons maintenant quels sont les méfaits sociaux de la
blennorrhagie ; c'est M. le Prof. Neisser (de Breslau), dont
la compétence est universellement reconnue, qui s'est char-
gé de nous l'apprendre. Après la rougeole, la blennorrhagie est peut-être la maladie la plus répandue. Sans parler
des inflammations des organes génito-urinaires, il n'est
plus discutable que des complications lointaines nombreuses relèvent directement de cette maladie, le plus souvent
locale, mais pouvant se généraliser : de là des lésions des
jointures, du cœur, des vaisseaux, des organes, des sens, du
système nerveux; neurasthénie, hypocondrie, hystérie, et
enfin stérilité.

Comme la syphilis, la blennorrhagie frappe les innocents ;
les maris infectent leurs femmes ou réciproquement et les parents contaminent leurs enfants ; de là beaucoup d'aveugles.

L'importance sociale de la blennorrhagie est considérable ; elle impose des souffrances, elle occasionne des pertes de temps et d'argent, elle oblige à des dépenses pour soigner les pauvres et elle empêche socialement beaucoup de travail utile. La blennorrhagie mérite donc l'attention la plus sérieuse de la part des hommes qui ont la responsabilité du bien public.

Si nous étions désarmés devant la blennorrhagie et sa propagation, il faudrait bien en prendre son parti. Mais nous savons qu'il est possible d'en diminuer la propagation qui est restreinte à la contagion directe ; il y a des cas de contagion médiate, mais trop rares pour entrer en ligne de compte. Sans doute, personne ne peut se flatter d'arriver à la disparition complète de cette maladie ; mais, par l'emploi intégral de nos connaissances, nous pouvons même dans l'état actuel des choses, restreindre considérablement ses conséquences les plus graves. Une des mesures les plus faciles est de répandre dans le grand public la notion des dangers et la signification des maladies vénériennes : dès lors, la protection individuelle aura une portée rapide et efficace. Les prescriptions légales et administratives pourront ensuite faciliter la lutte et certainement la propagation de la blennorrhagie sera entravée, et le danger social qui en résulte directement sera considérablement amoindri.

M. le Dr Verchère (de Paris) étudie, avec son talent habituel d'exposition, la part qui revient à la prostitution dans la propagation des maladies vénériennes. Et M. le Pr Lassar (de Berlin) complète la question, par un travail dans lequel il montre la part qui revient, en dehors de la prostitution, aux autres modes de dissémination de la syphilis et des maladies vénériennes.

Six questions principales avaient été posées et étudiées par des rapporteurs désignés à l'avance, et choisis, généralement deux à deux, parmi les opinions compétentes, mais opposées. Ainsi, les discussions eurent, à cause des rapports, un point de départ bien établi, une base solide qui ne per-

mit plus aux affirmations incompétentes de prétendre sans
raison suffisante que, par exemple, le mal va tellement en
s'atténuant qu'il n'est plus nécessaire de prendre contre lui
des mesures d'un autre âge ; ou encore qu'il ne s'agit que
de simples lésions locales et sans conséquences sérieuses,
ne comportant pas de la part de la Société des moyens de
défense aussi disproportionnés.

Il est au-dessus de toute discussion que les maladies vénériennes constituent pour les populations un véritable
fléau, au point que toute société civilisée digne de ce nom
a pour stricte obligation de rechercher et d'appliquer les
moyens les plus propres à s'affranchir de tant de misères.
Or, c'est parce que le mal vénérien ravageait sans relâche
le monde depuis des siècles, qu'on a tenté de compléter le
combat contre lui en lui opposant la barrière des régle-
mentations administratives. Si le mal a encore persisté,
c'est parce que l'organisation était insuffisante et défectueuse, mais non à cause de la réglementation elle-même.
Il est certain que les procédés administratifs ne répondent
pas aux desiderata indiqués par les hommes compétents, ne
concordent même plus avec les mœurs du jour. Mais ce n'est
pas une raison pour les abolir ; il faut les rectifier, les perfectionner, les compléter par les mesures d'assistance, par
exemple ; mais il ne faut pas se priver des services incon-
testables que l'on peut en tirer. Tout au plus peut-on dire
que l'ère policière et administrative *isolée* a fait faillite ; il
faut lui adjoindre d'autres moyens, efficaces en faisceau,
mais eux-mêmes insuffisants s'ils étaient seuls ; il faut
inaugurer l'ère sanitaire et médicale, en y adjoignant tous
les efforts et tous les résultats espérés par les partisans de
la moralisation. Il faut toutefois se bien souvenir que ce
ne sont pas les êtres les plus démoralisés qui sont atteints,
ni en plus grand nombre, ni avec le plus d'intensité. Il ne
faut pas non plus attacher trop d'importance aux conférences destinées à répandre la notion du danger vénérien.
Les passions sont mal subjuguées par les lois humaines ;

et, de toutes les passions, l'amour est celle qui s'impose le plus tyranniquement au genre humain. Chacun subit l'impulsion de la Nature qui reste souveraine maîtresse en ces sortes de choses. Et, de fait, qui est plus prévenu, qui est mieux informé du péril vénérien que les classes instruites? Les voit-on échapper aux maladies vénériennes? Il n'en est rien en vérité; et cela partout, à Paris comme à Breslau, où la statistique du Professeur Neisser nous apprend, par exemple, que sur 1000 étudiants, 86 ont la blennorrhagie, 21 la syphilis et 12 le chancre simple.

M. le Professeur Fournier a eu le plus grand succès en opposant à d'inextricables statistiques, ce qu'il a heureusement appelé l'argument *du bons sens*: une femme, *contagieuse* est isolée, à Saint-Lazare, par exemple; elle ne pourra plus avoir ses 4 ou 5 coïts quotidiens professionnels. Il est donc évident qu'elle ne contaminera personne pendant toute la durée de son isolement. Il fut répondu que « l'isolement favorisait la dissémination des maladies vénériennes. Les relations sexuelles subissent la loi commune de l'offre et de la demande; si une professionnelle est retirée de la circulation, comme la demande reste la même, cette femme manquante devra être remplacée. Or, c'est une nouvelle prostituée qui se présente, alors qu'elle fût restée à l'atelier si elle n'avait pas trouvé le placement de ses fâcheuses dispositions. » Pour qui connaît le personnel de la prostitution, cet argument est sans consistance: toute nouvelle prostituée n'attendant nullement le départ d'une ancienne pour se livrer à la débauche si elle a l'intention arrêtée de ne pas résister à l'entraînement.

Un autre argument des abolitionnistes est que les hommes croient que les femmes sont bien surveillées, bien pansées, bien saines puisqu'elles circulent, que cette sécurité pousse à la débauche et qu'elle est cependant pleine de périls. En vérité, les abolitionnistes supposent aux hommes une candeur qui fait certainement défaut chez la grande majorité d'entre eux.

Toutes les statistiques montrent que les prostituées n'é-
chappent pas plus de 4 années à la syphilis ; comme le plus
grand nombre se prostitue dès l'âge de 17 ans, c'est pendant leur minorité que les prostituées sont de beaucoup les
plus dangereuses. M. Fournier a réuni l'unanimité des suffrages, d'accord avec les abolitionnistes et les partisans ex-
clusifs des mesures relevant de la morale, en attirant l'attention sur le malheureux sort de la fille *mineure* pour le relèvement et pour la protection de laquelle toutes les bonnes
volontés doivent s'unir. Il a été répondu que même ces mesures ne seraient pas efficaces pour diminuer le nombre des
maladies vénériennes qui feraient autant de victimes, celles-ci étant tout simplement majeures au lieu d'être mineu-
res. Cette proposition n'est pas exacte parce que, si la
femme ne se prostitue pas pendant sa minorité, elle a
beaucoup plus de chance de ne se prostituer jamais. Voilà
ce que prouve l'observation directe, en opposition ici encore
avec les vues théoriques.

La question des maisons de tolérance a donné lieu à de
vives discussions ; il est certain que des abus y sont commis et que ces abus doivent disparaître ; il ne semble même
pas que leur disparition soit bien difficile à obtenir si on
le voulait véritablement. En attendant, ce sont les maisons
de tolérance qui disparaissent. Il est évident qu'avec des
améliorations ce seraient pourtant ces maisons qui offri-
raient à l'hygiène le plus de garantie. Les maisons de tolérance ne sont plus que 50 environ à Paris ; elles ont été remplacées par 300 maisons de rendez-vous, qui sont bien con-
nues de la police, mais qui échappent à toute surveillance
médicale : l'hygiène a perdu et la moralité n'a rien gagné !

Il est impossible de passer en revue toutes les discussions
dont les plus importantes seules ont été esquissées dans
cette analyse déjà trop longue. Je terminerai en signalant
les principales résolutions et les vœux qui ont été adoptés
à l'unanimité (car il fut décidé qu'on ne tiendrait compte
que des motions qui réuniraient l'unanimité des suffrages).

1º La Conférence engage les gouvernements à user de tout leur pouvoir en vue de la suppression absolue de la prostitution des filles en état de minorité civile.

2º La Conférence, estimant qu'une connaissance approfondie de la Vénéréologie constitue un sérieux moyen de combattre efficacement la propagation des maladies vénériennes, recommande instamment aux gouvernements de favoriser par tous les moyens, l'enseignement de ces sciences médicales et sociales (dispensaires, cours, examens obligatoires, cliniques, conférences, examinateurs spécialistes, médecins de dispensaires vraiment compétents pour enseigner aussi bien que pour pratiquer la vénéréologie, etc.).

3º Il importe que l'éducation de l'enfance soit entourée de plus de sollicitude, non seulement au point de vue matériel, mais au point de vue moral : éducation, élévation des idées, développement des sentiments, enseignement de la tempérance, meilleur choix des tuteurs pour les orphelins qui doivent être mieux protégés, respect de la femme, quelle que soit sa condition sociale, etc...,

4º La Conférence appelle la sévérité des lois contre les souteneurs.

5º Elle exprime le désir de voir dresser la statistique des maladies vénériennes sur des bases uniformes pour tous les pays.

6º La Conférence demande aux gouvernements de s'enquérir des institutions actuellement existantes pour le traitement des maladies vénériennes, du nombre de lits disponibles en rapport avec le nombre des vénériens habituels dans chaque localité, abstraction faite des variations temporaires, et de proposer les mesures les plus efficaces pour le traitement de ces maladies (multiplicité des dispensaires, des consultations, des pansements, des visites, des distributions *gratuites* de médicaments, de secours *donnés* aux personnes soucieuses de leur propre hygiène et par conséquent de la Santé publique).

7° Les Gouvernements sont priés de saisir toutes les occasions favorables pour attirer l'attention du public, et surtout celle des jeunes gens, soldats ou non, sur les dangers que la prostitution fait courir à la santé et sur les suites funestes des maladies vénériennes pour l'un et l'autre sexe.

8° La Conférence émet le vœu de voir la présente réunion servir de point de départ à la fondation d'une *Société internationale de prophylaxie sanitaire et morale* qui manifesterait sa vitalité : 1° par la création d'un bulletin trimestriel destiné à publier des rapports et des travaux intéressant ladite Société ; 2° par la réunion de Congrès triennaux, le prochain congrès devant se réunir encore à Bruxelles en 1902. Une commission provisoire, devant fonctionner en qualité de comité permanent jusqu'au prochain congrès, est désignée à l'effet de proposer les statuts ainsi que les propositions relatives à la Société, celles-ci ne devenant définitives qu'après le vote du prochain congrès, c'est-à-dire de l'Assemblée générale. Elle prendra dès à présent des mesures provisoires en vue d'assurer les voies et moyens nécessaires au fonctionnement de la Société et à la publication du bulletin.... ainsi que leur *adhésion*.

C'est sur ces derniers points que je me permets de retenir encore l'attention de la Société de médecine légale ; il est certain que la collaboration de nos éminents collègues, juristes et autres, sera ici toujours précieuse, et souvent indispensable... ainsi que leur *adhésion*.

Quoi qu'il en soit, il semble incontestable qu'une œuvre utile a été accomplie par la Conférence internationale de Bruxelles, que la Santé publique et l'intérêt général des Nations pourront retirer grands profits de ces délibérations compétentes, dont chacun de nous peut, dès maintenant, contribuer à faire passer les conclusions dans la pratique.

Il paraît enfin qu'une bonne action a été ébauchée, qu'elle est en voie de réalisation et que la Société de médecine légale, dans la personne de son délégué, le professeur Fournier par exemple, non moins que par les travaux et les aspirations de tous ses membres, y a pris une part notable.

M. le Président : La Société de médecine légale adresse à M. le Prof. Fournier et à M. le Dr Barthélemy ses vifs remerciements pour la manière si digne, avec laquelle ils l'ont représentée au Congrès de Bruxelles, et remercie particulièrement M. Barthélemy de l'important travail qu'il a rédigé pour elle.

Le Secrétaire,

Ch. Vallon.

CONFÉRENCE INTERNATIONALE
POUR LA PROPHYLAXIE DES MALADIES VÉNÉRIENNES,

(Bruxelles 4-9 août 1899.)

PREMIÈRE QUESTION

Systèmes de réglementation actuellement en vigueur et disséminaion des maladies vénériennes.

Rapport de M. le Docteur Barthélemy.

Messieurs,

La question de la prophylaxie des maladies vénériennes remonte à la plus haute antiquité. Mais, le monde étant toujours jeune, la question est restée d'actualité, et elle continue à importer non moins au point de vue social qu'au point de vue médical.

Pour donner à une étude de ce genre toute son ampleur, il fallait la réunion de sociologues, de philosophes, de médecins, de jurisconsultes, etc... Nous ne pouvons que nous réjouir de voir réalisé aujourd'hui le projet voté au Congrès de Paris en 1889 et nous avons pour premier devoir de remercier M. le Dr Dubois-Havenith qui a créé cette occasion de la recherche en commun de la solution que comporte ce problème d'une si importante acuité.

Ce n'est pas nous-même qui ayons choisi la question que nous allons tenter d'exposer devant vous. C'est notre distingué secrétaire général qui nous l'a assignée ; et, entraîné par sa foi ardente dans la recherche du Vrai et du Mieux, nous ne nous sommes pas récusé quand il nous a fait l'honneur de nous demander d'unir nos efforts, si faibles les sentions-nous, aux siens, aux vôtres, Messieurs.

En tout cas, ce n'est pas une œuvre de parti-pris que nous venons accomplir en vous communiquant le résultat de nos méditations et de nos observations, recherches que nous nous sommes efforcé de rendre rigoureusement exactes avec la seule préoccupation de contribuer à trouver une solution proche de la vérité.

C'est, en effet, la réalité même qu'il s'agit d'atteindre ; c'est elle seule qu'il importe de connaître pour tout être de bonne foi, aspirant, non pas à faire son devoir, cela va de soi, mais à savoir, d'une manière précise, où est ce devoir : Or, ici, le devoir est de découvrir la vérité, c'est-à-dire ce qui peut être le plus utile, le plus bienfaisant au plus grand nombre sans nuire aux autres.

Puisqu'on s'était adressé à des praticiens, à des médecins, c'étaient bien les faits qu'on voulait avant tout scruter et interroger. Nous sommes, en effet, à même de connaître certaines particularités autrement que par les théories séduisantes et captivantes, autrement que par les conceptions humanitaires faisant surtout honneur à l'imagination et à la bonté de leurs auteurs, mais correspondant mal à ce qu'on observe dans la pratique. Nous sommes quotidiennement aux prises avec le fléau ; nous en constatons les méfaits variés, nous pouvons en attester la fréquence et la gravité, nous qui sommes les témoins et les confidents attristés des désastres, qui en saisissons les causes souvent dissimulées par nous, soit par délicatesse, soit par crainte de complications, de nouveaux malheurs qui ne remédieraient pas aux autres, soit enfin par ménagement des susceptibilités les plus respectables, c'est-à-dire par secret professionnel. Mais le fait est que c'est à nous médecins, et non pas aux administrateurs, aux jurisconsultes, ni aux philosophes, si éminents soient-ils, qu'on vient confier le secret de ces sortes de misères, de souffrances, d'angoisses.

Puisqu'il fallait rechercher avec la plus entière impartialité les enseignements fournis par l'observation, nous avons fait relever tous les cas, sans exception, de notre service de Saint-Lazare, qui avaient été notés, longtemps avant qu'il fût question d'une Conférence comme celle-ci, non pour les besoins de la cause, mais sans visée préconçue, au pur hasard de la clinique courante et des arrivées, lesquelles échappent totalement à l'influence des médecins traitants. Nous soignons les malades qui nous sont amenées et nous les renvoyons dès qu'elles ne sont plus contagieuses, sans avoir la préoccupation d'aucune mesure administrative, ne tenant qu'à la seule responsabilité médicale et scientifique.

Il y a à Saint-Lazare cinq services, trois de médecine, deux de chirurgie, établis sur le même plan et appelés à agir sur des classes identiques de malades. Par la connaissance de ce qui se passe dans l'un de ces services, on est donc renseigné d'une manière presque complète sur les autres, et on peut, en généralisant les résultats, acquérir des données précises sur l'ensemble du plus important rouage administratif de France, au point de vue spécial auquel nous nous plaçons ici.

Pour assurer complètement et l'exactitude et la sincérité de ces recherches, nous avons tenu à faire faire le relevé de nos observations par nos amis et élèves, MM. les docteurs Jacques et Bizard, deux de nos collaborateurs, bien connus pour inspirer toute confiance, agissant dans la plénitude de leur indépendance, et sans même qu'ils connussent le but en vue duquel nous pouvions ultérieurement utiliser leur travail. Du reste, l'une de ces statistiques a été dressée par le Dr Jacques pour le Congrès de Lyon en 1894, longtemps avant, par conséquent, qu'il pût être question de la Conférence actuelle.

II.

Ces réserves bien établies, examinons si « *les systèmes de réglementation actuellement en vigueur* ont *une influence sur la fréquence et la dissémination de la syphilis et des maladies vénériennes* ».

Mais, d'abord, quels sont les systèmes de réglementation *actuellement en vigueur* en France, et notamment à Paris ? Car le système est tout à fait variable selon qu'il s'agit de grandes villes ou de simples bourgades, dans lesquelles la connaissance directe des prostituées, leur surveillance et même leur expulsion sont faciles, par simple arrêté du maire. Comment et en quoi ces systèmes peuvent-ils propager les maladies vénériennes ? Ils inspirent de la sécurité aux hommes qui sont moins circonspects ; ils épouvantent les filles qui, même malades, n'osent plus venir demander aide et assistance ; ils désignent à la confiance publique certaines femmes plutôt que certaines autres ; il est évident que si celles-ci deviennent contagieuses, elles propageront un plus grand nombre de maladies que telle autre fille (à peine connue de quelques hommes, toujours les mêmes) perdue dans la foule, sans rayonnement sexuel considérable et ayant d'autant moins d'attraction qu'on sait qu'on ne l'approche qu'à ses risques et périls.

L'exploration est partout faite par des praticiens spéciaux et il y a longtemps que sont prises les précautions antiseptiques suffisantes pour qu'aucune contamination puisse provenir du fait d'instruments, d'examens, de pansements ou de cautérisations ; et, à notre connaissance, aucun accident de ce genre n'a eu lieu à Saint-Lazare. Quant aux cas intérieurs, c'est-à-dire contractés à Saint-Lazare, par exemple, nous ne nous rappelons pas en avoir vu un seul depuis dix ans que nous y sommes, tandis que nous nous souvenons d'en avoir observé dans d'autres hôpitaux, dus à l'imprudence de malades, voisins de malades syphilitiques.

Les femmes groupées sont hebdomadairement visitées

dans leurs maisons respectives ; c'est là que les visites médicales sont les plus fréquentes et que le péril, sans être nul, est réduit au minimum. Ces visites pourraient et devraient être plus fréquentes encore, puisqu'il est évident que la sécurité est directement proportionnelle à la régularité et au nombre des visites, non moins qu'au soin avec lequel elles sont pratiquées et à la COMPÉTENCE de ceux qui sont appelés à faire les visites et les pansements curateurs et protecteurs. On ne voit pas ce qui empêcherait de rendre ces visites quotidiennes.

Nos statistiques portent sur 677 insoumises et sur 163 soumises. Or, sur ce total de 840 prostituées, traitées par nous depuis huit années que nous sommes chef de service, il n'y a que sept femmes de maison, dont deux seulement étaient syphilitiques. Il est évident que ce chiffre n'est nullement en rapport avec le nombre réel des maladies vénériennes qui ont pris naissance dans ces maisons. Ces femmes, par le fait même de leur soumission aux règlements imposés par l'hygiène, ont droit à une atténuation de réglementation et sont autorisées à se faire traiter directement et à domicile, aux frais de leur maison. Peut-être y aurait-il des contrôles à établir pour que la possibilité de nouvelles relations sexuelles fût bien empêchée jusqu'à ce que toute contagiosité ait disparu. *Il faut* que la malade soit guérie sans récidive immédiate possible (et c'est maintenant facile de s'en assurer, grâce aux examens bactériologiques) s'il s'agit de blennorrhagie, et avant que soient écoulés les mois de grande contagion et de traitement intensif, s'il s'agit de syphilis. *Il faut* que toutes ces femmes ne reçoivent le permis de reprendre leur vie habituelle qu'après la disparition absolue de tout élément contagieux. Toujours est-il que le nombre des hommes contaminés dans les maisons publiques est relativement fort peu considérable ; il ne m'en souvient pour ma part que de cinq ; deux étaient littéralement indignés ; l'un deux, syphilisé, voulait aller brûler la cervelle au préfet de police pour le punir de n'avoir pas assuré

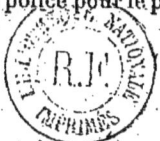

2

une suffisante surveillance dans un des services dont il a la direction et par conséquent la responsabilité. J'ai eu l'occasion de constater à Saint-Lazare que les filles de maison sont bien plus propres bien plus soigneuses que les autres. Ces autres sont les *prostituées éparses*, soumises et insoumises.

Les femmes soumises sont visitées trop rarement et le service est mal assuré, en ce sens que ce sont surtout les filles bien portantes qui n'omettent pas de passer leurs visites.

Un certain nombre parmi les autres se servent de divers subterfuges pour y échapper et s'y soustraient, en effet, bien plus souvent qu'on ne le croit communément. Il n'est donc que justice de déclarer que, dans l'état actuel des choses, le mal vénérien est combattu sans méthode et insuffisamment, et que le système actuellement en vigueur est défectueux à la fois en théorie et en pratique.

Le système de défense contre la syphilis sera incomplet tant qu'il n'y aura qu'un dispensaire unique, dont les femmes sont trop éloignées pour pouvoir (sans perdre trop de temps ou même d'argent, voitures, etc.) facilement y venir toutes, régulièrement, surtout quand elles sont malades. Le public croit, au contraire, que ce service est très facile ; que, les femmes ayant un intérêt professionnel direct à être bien portantes, il n'y a pour ainsi dire pas de réfractaires et qu'il peut, sans aucune crainte comme sans danger, avoir commerce avec elles : c'est là que gît le péril ; c'est cette sécurité qui est redoutable, l'homme se livrant sans prendre aucune des précautions habituelles.

Il y a du vrai dans cette allégation ; mais, Messieurs, moins qu'on ne croit ; car telle est l'insouciance des hommes ou telle leur ignorance que, même prévenus par la femme qu'il y a lésion, voire même lorsque ces lésions sont considérables et visibles pour les yeux les moins expérimentés, le coït volontaire est consommé, en dépit parfois des réserves les plus nettes de la femme. L'homme, en état d'éréthisme, espère toujours qu'il aura la chance d'échapper au mal ; ou bien, en dépit de la maladie menaçante, faut-il penser que l'appétit sexuel est parfois si impérieux et si obnubilant ? Rappelez-vous ce qu'en disait déjà autrefois Lucrèce dans son admirable invocation à la mère du peuple romain, Alma Vénus, joie des hommes et des dieux :..... « Alors les êtres les plus paisibles ne se connaissent plus ; chacun d'eux, embrasé de tes feux, te suit avec transport en quelque lieu que tu le mènes, ô souveraine unique de la nature.

> . . . . . . ita capta lepore
> Te sequitur cupide, quo quamque inducere pergis ;
> Quæ quoniam rerum naturam sola gubernas. »

Toujours est-il que voici ce que nous avons pu noter bien souvent : Nous adressions à des femmes des reproches de s'être livrées dans un état de maladie aussi contagieux. Or, il nous était déclaré qu'un certain nombre d'hommes les interrogeaient sur leur santé, les inspectaient, remarquaient les lésions, s'informaient même de ce que cela pouvait bien être : « Je n'en sais trop rien, répondait l'une ; ça ne me fait pas mal, disait l'autre ; c'est de l'échauffement depuis mes dernières règles, ajoutait celle-ci..... » Et sans autre façon, en dépit de réponses aussi évasives, les hommes s'exposaient au danger vénérien dont parfois l'influence nocive a pu se faire sentir pendant toute leur existence..... Nous verrons plus loin que l'inconscience de certaines femmes n'est pas moins stupéfiante que l'indifférence ou que l'ignorance des hommes. Et pourtant les maisons surveillées sont maintenant de plus en plus remplacées par d'autres où les visiteurs doivent seuls veiller sur leur santé !

II

Cela dit, sur nos 840 prostituées, 206 *étaient soumises et effectivement surveillées.*

1º Sur ces 206 femmes soumises, 153 *étaient syphilitiques.* Mais, sur ce nombre, 43 avaient passé toute la période contagieuse comme insoumises ; leur histoire sera donc

mieux à sa place dans le chapitre de la syphilis considérée
chez les femmes insoumises. *Dix* seulement d'entre elles
étaient syphilisées depuis plus de trois ans déjà quand
elles furent mises en carte, et c'étaient les plus récemment
contaminées de ce groupe. 100 femmes seulement sur 206
furent donc vraiment syphilitiques au point de vue où
nous nous plaçons ici. Sur ce nombre, 78 ont été mises en
carte avant tout accident spécifique, mais 20 femmes furent
syphilisées presqu'immédiatement et avant la fin de leur
première année de prostitution. La syphilis n'est venue que
plus tard pour 53 d'entre elles, moins de quatre années
après cette mise en carte.

Deux de ces prostituées invétérées, sans cesser jamais
d'exercer ce qu'elles considèrent comme une profession,
sans interrompre « leur travail » comme elles disent, ont
pu rester indemnes de toute atteinte de syphilis pendant
16 années.

Les 3 autres furent contaminées de cinq à neuf ans après
leur début dans la pratique prostitutionnelle ; ou du moins,
c'est après ce temps que furent constatées pour la première
fois, avec quelque exactitude, les manifestations secondaires de l'infection ; car la présence de l'accident initial est
relativement exceptionnelle et n'est signalée que trente-
quatre fois sur 410 cas, comme on le verra plus loin dans
notre seconde statistique.

22 femmes furent mises en carte à l'occasion même de
leur syphilis, ce qui ne veut pas dire du début absolu de
la maladie, mais lors de la première constatation certaine
de leur infection ; toutefois, il s'agit, dans tous ces cas, de
contamination dont le début est inférieur à une année.

Il est démontré par l'observation que pendant la période
contagieuse de la syphilis, aucune femme ne cesse volon-
tairement la pratique vénérienne et ne s'arrête spontanément à la pensée de la diffusion indéfinie de son mal. Au
contraire, les femmes surveillées, si peu complet que soit
leur nombre par rapport à la totalité de celles qui se met-

tent dans le même cas, ne reçoivent patente nette et libre
exercice que lors des périodes de véritable accalmie, le
beau temps alternant fréquemment et irrégulièrement avec
les brusques apparitions de pernicieux orages durant ces
premiers temps de l'infection. C'est précisément là que se
prouve l'utilité des visites fréquentes, attentives, régulières
auxquelles sont astreintes les femmes soumises à une surveillance compétente. Elles sont dès lors obligées de se
traiter mieux et plus longtemps; car, il ne faut pas croire,
j'insiste sur le fait, que si elles n'étaient pas maintenues en
traitement obligatoire, elles s'abstiendraient de se prostituer......il n'en est rien; ces femmes continueraient à avoir,
selon les circonstances et les occasions, des rapports sexuels
aussi multipliés qu'il leur serait possible; elles se soustrai-
raient seulement à toute médication destinée à les guérir
tout en réduisant au minimum le péril qu'elles contiennent
en elles-mêmes et échapperaient simplement à toute mise
en isolement pendant les périodes par trop redoutables
pour le visiteur naïf, imprudent, inexpérimenté, inconscient
du danger, *nescius periculi*, affairé, distrait, *impotens sui*,
en tout cas incapable de se défendre au moment où il obéit
à une impulsion issue plus de la nature que de la débauche :
L'intérêt de la société serait d'ailleurs de protéger sa santé,
même dans ce dernier cas, même contre la volonté momen-
tanée du sujet, comme pour la peste ou le choléra.

2° Enfin 53 *femmes ne sont pas syphilitiques* ou bien n'ont
pas de syphilis constatée ou constatable; et tous les gens
expérimentés comprendront que ces deux termes ne sont
pas identiques; car, il est dans le souvenir de chacun de
nous bien des cas de syphilis ignorée ou même connue, qui
ne sont perceptibles et démontrables que passagèrement, à
un moment donné et relativement très court. Si l'observa-
teur n'est pas appelé à cette période, c'est l'inconnu pour
l'avenir, c'est l'incertain, sinon pour toujours, du moins
pour très longtemps; c'est l'absence de tout traitement;
et l'on sait que l'absence de traitement suffisant perpétue le

plus souvent pendant de très longues années les accidents minimes, éphémères, mais contagieux, des régions buccales et génitales ; c'est donc un réel danger non combattu, sans compter que, s'il n'y a pas de traitement suffisant, les syphilis les plus bénignes au début aboutissent souvent aux accidents les plus réfractaires aux médications, telles que le tabès, la paralysie générale, etc.

Quoi qu'il en soit, sur ces 53 femmes, jamais la syphilis n'a pu être décelée. Quelques-unes portent des stigmates de l'hérédité syphilitique et de l'hérédo-syphilis ; d'autres ont pu avoir la syphilis conceptionnelle ; celles-ci ont pu être contaminées dans l'enfance, ou bien d'une façon très bénigne (car, heureusement, les cas à jamais bénins de syphilis ne sont pas les plus rares) ; d'autres, enfin, se prostituent depuis trop peu de temps, ayant demandé spontanément leur carte, dès leur début dans la prostitution, soit pour pouvoir exercer leur métier plus paisiblement, sans tracas, alertes ni vexations, soit pour entrer directement de la maison paternelle dans la maison publique, où, naturellement, la carte administrative est toujours exigée.

Permettez-moi, à ce sujet, de vous signaler qu'un nombre relativement important de filles se livrent froidement, sans entraînement spécial, de propos délibéré, à la prostitution publique, les unes le lendemain, quelques-unes le jour même de leur défloration ; celle-ci ayant été la plupart du temps volontaire et vénale. Une d'elles, fille d'un agent, est restée vierge jusqu'à l'âge de 27 ans, époque de la mort de son père dont elle tenait le ménage. Restée sans ressources, ne connaissant pas de métier avec lequel elle pût subvenir à ses besoins, elle se prostitua du jour au lendemain ; moins de six mois après, elle avait la syphilis. Une autre fut dans le même cas pour se procurer la morphine dont elle avait la passion. Nous ne pouvons ajouter sans émotion qu'une autre, orpheline, l'aînée de plusieurs enfants, ne trouva pas d'autre moyen pour soutenir ses frères et sœurs.

III

Sur 840 prostituées, 634 sont insoumises. En y ajoutant les 53 filles soumises qui ont passé dans l'insoumission la période contagieuse de la syphilis, nous arrivons au total de 687 insoumises, sur lesquelles nous comptons 314 + 53 = 367 syphilitiques : soit un peu moins de la moitié, tandis que sur 203 — 53 = 150 soumises, nous avons 100 syphilitiques, soit les deux tiers. Mais le péril vénérien est bien autrement menaçant dans le premier cas que dans le second, les filles soumises étant rapidement isolées à toute récidive, et les insoumises étant bien plus nombreuses.

Ces dernières, de plus, ont presque toutes pratiqué la prostitution tout autant qu'avant d'être malades, c'est-à-dire professionnellement et plusieurs fois par jour ; et pourtant, atteintes de chancres ou beaucoup plus souvent de syphilides secondaires florides et multiples, elles se trouvaient en pleine période de contagion.

Une seule de ces femmes a contracté la syphilis avec son amant, n'ayant pas de relations sexuelles avec d'autres hommes, et est restée avec cet amant sans se prostituer, longtemps, soit un peu plus de deux ans, après avoir été contaminée par lui. Quatre disent avoir cessé toutes relations sexuelles et avoir suivi un traitement sérieux (?) tant qu'elles eurent des accidents contagieux (??). Une femme s'est prostituée très tard, à l'âge de 40 ans, après la mort de son mari ; elle est porteuse d'une vaste syphilide encore en évolution et dont le début remonte à sa prime jeunesse.

Toutes les autres, en dépit d'accidents dont elles ne semblent pas ignorer la nature contagieuse, mais, il faut le dire, dont elles ne saisissent nullement la gravité, ont continué à se prostituer, voyant chaque jour de 3 à 5 hommes. Un assez grand nombre avaient à leur arrivée les lèvres et la vulve couvertes de syphilides secondaires érosives et suintantes,quelques-unes exubérantes et hypertrophiques, et ont vu (ce serait à peine croyable si ce n'était absolument vrai) ce même nombre d'hommes l'avant-veille encore du jour où, contraintes et forcées, elles entraient à Saint-Lazare, c'est-à-dire le jour même de leur privation de liberté... Mais la voilà, s'écriera-t-on, la véritable cause de la diffusion du mal : elle est tout entière dans la terreur qu'ont les femmes de venir spontanément avouer une maladie qui les expose à être séquestrées du jour au lendemain pendant un temps dont elles ne peuvent pas mesurer à l'avance la durée. Si les femmes ne se sentaient pas ainsi menacées dans leur liberté — ce qui a toutes sortes de conséquences fâcheuses pour elles, pour leur domicile, leurs meubles, vêtements, etc., — elles accourraient, à la première alerte, aux dispensaires, réclamer des soins dont elles sont les premières à comprendre la nécessité et le bienfait. Et voilà encore une raison pour laquelle la réglementation constitue une cause de propagation des maladies vénériennes. Eh bien, Messieurs, nous pensons que c'est là une vue théorique, une hypothèse, une illusion que peuvent seules soutenir des personnes, excellentes de cœur et d'intentions, mais ne connaissant que fort incomplètement le personnel où se recrute la prostitution active. En fait, aucune de ces malades ne se livrera une fois de moins et elle ne cessera que quand elle sera placée dans l'impossibilité matérielle absolue de continuer. Et, si contagieuse soit-elle, *aucune*, si elle venait à être libre, ne consentirait à s'isoler et à s'abstenir par la crainte ridicule de propager leur mal.

En plus de nos 314, ou, si l'on ajoute les 53 cas dont nous avons parlé, de nos 367 syphilitiques, nous trouvons une vingtaine de cas de chancrelles. Toutes les autres, plus de 400, sont atteintes de la plus fréquente des maladies vénériennes, de la blennorrhagie, dont le dixième des cas à peine est constitué par les formes aiguës, les formes chroniques étant, chez la femme comme chez l'homme, de beaucoup les plus répandues et les plus tenaces.

Mais, au point de vue de la syphilis, nous verrons plus loin que bien peu de ces malheureuses perdront pour attendre et que les prostituées sont presque toutes fatalement vouées à la contracter, à en souffrir et à la propager !

IV

Nous avons pu connaître exactement les âges de 554 prostituées, tant soumises, qu'insoumises, envoyées à Saint-Lazare. Autrefois, avant l'organisation de ce qu'on appelle la *correction*, nous y vîmes deux fillettes de 10 et 11 ans ; on les y avait relativement isolées, bien que ce fussent les plus vicieuses de la salle et qu'il n'y eût rien à leur apprendre ; elles étaient incorruptibles tant elles étaient corrompues : au dehors, elles *travaillaient* ensemble chez une patronne et celle qui n'était pas vénériennement occupée vidait les poches des messieurs. Maintenant, les filles si jeunes sont dirigées dans un autre établissement. Actuellement, la plus jeune avait 15 ans (cet âge est rare) et la plus âgée avait 64 ans ; 180 ont de 16 à 20 ans ; 243 de 20 à 40 et 28 seulement ont plus de 40 ans.

En moyenne, ces femmes se sont prostituées quatre ans et demi après la défloration, l'âge moyen de cet acte étant, d'après 379 observations, de 16 ans en province. D'autre part, sur 337 femmes livrées à la prostitution définitive, l'âge moyen est de 21 ans, mais le plus grand nombre est 17 à 19 ans. 188 femmes se sont prostituées entre 13 et 21 ans ; 128 entre 21 et 30 ; 21 après 30 ans.

Dans l'immense majorité des cas, les femmes ne deviennent soumises qu'après avoir été insoumises pendant un certain temps.

Pour 165 de celles-ci, 66 ont été soumises la première année ; 47 la deuxième année de leur début dans la prostitution ; 63 de deux à cinq ans après ; 19 plus de cinq ans après. On peut admettre que les prostituées se livrent pen-

dant trois ans trois quarts comme insoumises et pendant
six ans trois quarts comme soumises, soit un temps moyen
de neuf ans et demi de prostitution exercée.

Dans notre première statistique, faite en collaboration avec
le Dr Jacques, et publiée en 1894, le nombre des syphilitiques était encore plus grand que celui que nous venons d'indiquer, puisque sur 551 malades il y avait déjà 410 syphilitiques. Dans un an environ, nous pourrons compter sur
mille prostituées différentes et les statistiques pourront être
définitives relativement à ce chiffre de femmes observées
dans des conditions identiques. Or, sur nos 531 prostituées
atteintes de maladies vénériennes en période de contagion
active, il y avait 216 soumises et 325 insoumises, ces dernières entrant donc pour une moyenne de 60 p. c. dans
notre statistique vénéréologique.

*Le plus grand nombre des maladies vénériennes est donc
sans contestation possible acquis, subi et propagé par les
unités de la prostitution non surveillée, non réglementée.*

Il ne suffit pas de dire que les prostituées clandestines,
étant de dix à quinze fois plus nombreuses que les soumises, doivent forcément compter pour une part beaucoup plus
grande dans les statistiques de morbidité spéciale ; car, il
y a lieu aussi de considérer que fort peu relativement de
filles surveillées, surtout dans les maisons, échappent au
diagnostic médical et ne tardent guère à être isolées et
traitées. Les filles insoumises, au contraire, échappent à
tout contrôle pendant un temps parfois très long ; et alors
même qu'elles sont ou qu'elles savent être affectées de maladies contagieuses, elles se livrent librement et impunément à la prostitution, propageant leur mal de tous côtés,
sans entrave et dans toute l'intensité de leur rayonnement
sexuel ; et cela, sans qu'on s'en doute, sans qu'on le sache,
sans qu'on y prenne garde, sans qu'on puisse y remédier
ni l'empêcher, et elles continuent jusqu'au jour où elles sont
prises en flagrant délit, examinées, reconnues contagieuses et dangereuses et où alors elles sont obligatoirement

isolées et mises hors d'état de nuire tant à l'individu qu'à la société.

Beaucoup sans doute peuvent ignorer de bonne foi combien elles sont dangereuses pour ceux qui les approchent. Sur 410 syphilitiques, le chancre initial n'a été reconnu que trente-quatre fois : on voit, par ce seul énoncé, combien sont utiles les examens régulièrement et fréquemment répétés qui, seuls, peuvent déceler le début des accidents secondaires, si insidieux, si peu, *trop peu* douloureux et pourtant si virulents, si dangereux par la superficialité et la bénignité apparentes des lésions, par la variété de leurs formes, par l'irrégularité de leurs apparitions, par la brusquerie de leurs récidives et par leur *indolence* même. Que n'est-il permis à un médecin de regretter qu'un mal ne fût pas plus douloureux ? Ce serait bien le cas pour la plupart des accidents secondaires. Que ne font-ils souffrir comme une rage de dents ? Dès lors, l'isolement serait inutile et la syphilis infiniment moins propagée ! Ecoutez les malades « Ça ne me fait pas mal, répond l'une. — Je ne sens rien, dit l'autre. — Je ne sentais presque rien, dit celle-ci. — C'est si peu de chose que je n'ai rien pu donner de bien mauvais ! s'écrie celle-là — N'est-ce pas. Monsieur, que je ne peux pas donner de mal ? Avec si peu de chose, ce n'est pas possible ! »

Beaucoup ignorent la gravité du mal qu'elles peuvent répandre ; mais le mal n'est pas moins fait. D'autres croient à une simple alerte : « Ça ne m'a duré que quelques jours !.. Ça s'est passé tout de suite... Je me suis crue guérie... » Telles sont les déclarations que nous entendons quotidiennement.

Ces cas sont si fréquents, si nombreux, si manifestement naïfs, que l'on ne peut en vérité continuer à soutenir de bonne foi que, dans ces conditions, la protection est illusoire et qu'elle contribue, non à enrayer, mais à propager la maladie, pour nous servir des termes même de la proposition officielle.

Nous verrons plus loin comment l'*incubation* des accidents syphilitiques peut aussi être une cause de diffusion du
mal.

Certaines femmes ne se prostituent d'ailleurs que tem-
porairement, mais à de nombreuses reprises, systématique-
ment, quand elles n'ont pas d'ouvrage et chaque fois que
leur métier ne va plus. L'une d'elles, au moment où nous
écrivons ces lignes, est encore dans notre service atteinte de
syphilides contagieuses. Dans le même temps s'y trouvait
aussi une femme de vigoureuse constitution, non alcoolique,
n'ayant que des syphilides minimes, mais d'autant plus facilement récidivantes, comme il arrive dans ces cas de
syphilis bénigne qui n'ont jamais été combattus assez longtemps par des doses suffisantes de mercure. Cette femme
est âgée de 64 ans ; elle gagne encore sa vie d'une manière
satisfaisante, dit-elle ; or, elle n'a jamais vécu que de son
corps sans avoir jamais exercé d'autre profession qu'une fois
celle de nourrice, lorsqu'à dix-huit ans elle vint à Paris.

Nous rappelons que la défloration, si elle a lieu à 16 ans
en province (que la femme quitte alors pour venir à Paris
cacher sa faute) s'effectue en moyenne à 16 ans 1/2 à Paris. L'entrée définitive dans la prostitution professionelle,
bien qu'insoumise, suit généralement de 3 1/2 ans la défloration. L'âge moyen de la prostitution serait donc de 19 à
20 ans.

Ce n'est que sur 153 prostituées qu'il nous a été possible
d'assigner une date précise au début de l'infection syphilitique. Le rapport moyen entre les âges de prostitution et de
syphilis est de trois ans plus un sixième. Le rapport maxi-
mum (observé trois fois seulement) ayant été de 10, 14, 19
ans. Dans quarante-quatre cas, la syphilis fut contractée
l'année même du début de la prostitution ; dans soixante-
trois cas, de un à trois ans après ce début ; trente et une
fois de trois à cinq ans, et douze fois de cinq à dix ans. Il
résulte de ces recherches que fort peu des femmes qui pra-
tiquent habituellement la prostitution échappent plus de

trois ans et demi à la syphilis, exception faite, bien entendu, pour les réfractaires (tels sont trois cas d'hérédo-syphilis et un cas de syphilis conceptionnelle par exemple).

Si l'âge moyen de la prostitution, non de la défloration, est de 19 ans et demi, l'âge moyen du début de la syphilis serait donc de 23 ans.

Admettant que la période des accidents contagieux secondaires récidivants ait une moyenne de trois à quatre ans, on pourrait dire approximativement, que, vers l'âge de 27 ou 28 ans, la prostituée ne transmet généralement plus la syphilis ; est-il besoin de faire une réserve pour les autres maladies vénériennes ?

Ainsi, c'est de 17 à 25 ans que le danger est le plus intensif. Or, c'est précisément durant cette période de son existence que cette catégorie de femmes se livre le plus activement à la prostitution clandestine. C'est aussi l'époque où la femme est plus jeune, plus insouciante, plus libre de son temps, plus vibrante, plus jolie, plus attirante si l'on veut ; et c'est précisément à cet âge qu'elle est insoumise, et, par cela même, pour beaucoup d'hommes, d'autant plus séduisante.

La conclusion de ces constatations est celle-ci : *c'est pendant leur minorité que le plus grand nombre des femmes se trouvent dans les conditions de santé les plus fâcheuses pour tout le monde.* C'est donc une erreur véritable d'exiger de l'administration que soit attendu l'âge de la majorité avant de mettre en carte une femme, soit qu'elle-même, soit que ses parents réclament la dite carte. Il faut tenir compte de l'état des mœurs et de l'état de santé plus que de l'âge et de la majorité. A cette époque, la contagion diminue déjà et le péril n'est plus pour la société aussi intense que deux ans auparavant.

Ultérieurement, la femme se soumet, parfois de gré, parfois de force, à la réglementation. Mais alors la période la plus contagieuse du mal est passée.

Tous ces faits mis en lumière par la statistique et concordant avec les observations de la clinique, prouvent combien est considérable le nombre de cas de syphilis qui, dans l'état actuel des choses et avec un système de défense aussi incomplet, échappent à toute surveillance, par conséquent, à toute médication.

Donc, dans les périodes les plus dangereuses et les plus contagieuses, la surveillance est insuffisante et il n'est pas surprenant que la préservation sanitaire de la société laisse grandement à désirer.

On a dit : Faites des conférences, éclairez les populations sur les conséquences du péril vénérien et vous n'aurez plus besoin de surveiller les prostituées, chacun étant averti fera sa police lui-même. C'est là un argument théorique, mais dont la pratique démontre la faiblesse. Les personnes instruites du danger s'y exposent tout de même, espérant échapper, voilà ce qu'on observe. Les étudiants, les élèves des Écoles sont instruits de toutes ces misères ; ils n'y échappent pas. Qui est plus informé, plus prévenu que l'étudiant en médecine ? Eh bien, il est aussi atteint que les autres. Chacun connaît l'histoire de ce médecin qui ne put résister aux charmes d'une amie qu'il savait malade. Il s'exposa, fut atteint, et mourut quinze ans plus tard d'une encéphalite diffuse, conséquence de la syphilis ainsi contractée !

V

Actuellement, le mode de défense contre la syphilis des sociétés civilisées est manifestement défectueux. Mais, si incomplet soit-il, il est loin d'être inutile.

Cette conclusion dérive des statistiques précédentes, dont les résultats doivent être, pour Saint-Lazare seul, multipliés par 5, et démontrent combien est grande la quantité de femmes faisant métier de se livrer contre argent à tout venant, c'est-à-dire pratiquant la prostitution ouvertement, sans relâche, avec la plus parfaite ignorance de leur mal, dans la plus complète insouciance, sans la moindre

animosité, et cela pendant la période active de la contagion. Et notez qu'il s'agit, non de simples affections locales de cause vénérienne, mais de cette redoutable syphilis
qui constitue une des causes principales et des plus incon-
testables de la déchéance individuelle et générale des ra-
ces humaines contemporaines ! Soit dit en passant, la folie
en est souvent une conséquence.

La syphilis, avons-nous dit, est peu douloureuse ; mais
comment sa victime, lorsqu'elle souffre de céphalée ou d'i-
ritis, par exemple, peut-elle croire, dans son incompéten-
ce médicale, que ses souffrances de tête lui sont occasion-
nées par la minime et indolente lésion qu'elle a eue aux régions génitales quelques semaines ou quelques mois auparavant ? Toute lésion qui n'occupe pas les organes sexuels
n'est pas syphilitique, de même que l'est toute lésion des régions génitales : telles sont les croyances populaires. On
peut juger quelles conséquences fâcheuses peuvent avoir des
notions aussi erronées et aussi répandues. Mais, même dans
les classes élevées de la prostitution, les femmes sont vraiment de bien mauvais juges en ce qui concerne la santé
sexuelle : Une de ces dames nous consultant pour des lésions qui la gênaient dans les fonctions sexuelles : « Je
crains, disait-elle, d'avoir fait une faute de politesse. » Et
voilà tout ! C'est peu quand on a donné la syphilis !

Un autre fait, qui nous est personnel, démontrera encore
la légèreté de certaines femmes ; nous ne nous plaçons
bien entendu ici qu'au point de vue de la santé.

Une de ces personnes qui font métier de prostitution libre avait les parties génitales couvertes de lésions érosives
des plus dangereuses et des plus mal placées pour que la
contagion ne puisse manquer de s'exercer. Nous lui faisons les pansements, les prescriptions et les recommandations appropriées en insistant sur le danger réel que font
courir actuellement les rapports sexuels avec elle et sur la
nécessité pour elle de s'abstenir complètement.... Elle nous
offrait des honoraires ; nous la prions de garder son argent

pour payer ses médicaments, etc., et pour se guérir mieux et plus vite..... C'est alors qu'afin de nous prouver sa gratitude, elle nous fait comprendre quelle se met à notre entière disposition....

Nous pouvons juger par là, Messieurs, quelle imprudence il y aurait pour la collectivité à abandonner la direction d'un traitement curateur et épurateur au discernement et à la volonté de prostituées en état de syphilis jeune. Ah ! s'il ne s'agissait que d'une lésion locale ou d'une affection bénigne comme on le croit communément, d'un petit chancre indolent, cause seulement de quelques écorchures simplement « mal placées », accompagnées ou suivies de certains légers inconvénients parfois gênants par leurs récidives intempestives, on pourrait dire avec un conseiller municipal, qui n'est pas de Paris, je me hâte de le déclarer : « La vérole, je l'ai eue onze fois, et je ne m'en porte pas plus mal ! » S'il ne s'agissait que de lésions locales minimes, ce ne serait vraiment pas la peine de créer aux gens tant d'embarras et les empêcher de.... danser en rond... Mais vous avez entendu, Messieurs, les Maîtres de la Science vous exposer le bilan social des maladies vénériennes... (1).

Et savez-vous qui souffre le plus de ces infections dépressives ? Ce sont les populations pauvres et laborieuses, et tous ceux qui manquent des conseils opportuns, c'est-à-dire ceux qui n'ont ni le temps ni l'argent nécessaires pour se traiter et pour assurer l'avenir de leur santé et de leur famille. C'est à ce dernier point de vue encore qu'il convient de considérer la syphilis comme un fléau social : d'un côté, elle empêche l'ouvrier de fournir sa part de travail utile ; d'un autre côté, elle surcharge d'impôts la société, obligée de venir en aide à tout un cortège de misères et de souffrances, lesquelles sont, dans une grande proportion, des maladies évitables.

Les déplorables conséquences de la syphilis sont, en ef-

(1) Voir les rapports de MM. les Prof. A. Fournier et Neisser, « Sur les Dangers sociaux de la Syphilis et de la Blennorrhagie ».

fet, susceptibles d'être considérablement diminuées de nombre et atténuées de violence par un traitement méthodique prolongé et régulièrement fait, surtout dès le début de l'infection, grâce à ces injections intra-musculaires très précieuses, couramment pratiquées aujourd'hui, dans l'épaisseur des muscles. En attendant que l'immunisation ou la vaccination soient réalisées, il n'y a pour l'instant rien de plus profondément protecteur et de plus épurateur à longue échéance que les injections de préparations mercurielles, *à condition qu'elles soient insolubles*, quoi qu'en disent certains médecins d'expérience limitée, comme le prouvent déjà un si grand nombre de merveilleux résultats obtenus dans le présent, et comme le démontrera péremptoirement l'avenir.

Les malades sont parfois d'une incroyable insouciance, se refusant à comprendre la gravité de l'infection, et poussant l'imprudence à l'extrême, négligeant de se traiter tant qu'ils ne sont pas couverts ou atteints de manifestations spécifiques. Et beaucoup semblent d'abord prendre pour une mauvaise plaisanterie la proposition du médecin voulant guérir une lésion de la langue ou de l'œil, par exemple, en faisant une série d'injections intrafessières. Il n'est, du reste, nullement besoin d'être femme ou prostituée pour mal se soigner, et beaucoup d'hommes ne suivent que fort incomplètement leur traitement ; de là, tant d'accidents graves que l'on observe longtemps après le chancre initial ; de là aussi tant de contagions conjugales.

Vous savez, d'ailleurs, Messieurs, que le plus grand nombre des victimes ne se trouve pas parmi les sujets les plus débauchés, mais le plus souvent parmi les plus simples, les plus naïfs, les plus malchanceux et les moins expérimentés.

Les enfants, les innocents sont fréquemment frappés et en souffrent d'autant plus profondément que le virus intervient à un moment où l'organisme est en état de formation et de développement ; et nous ne faisons pas seulement allusion

8

ici aux hérédités spécifiques et aux hérédo-syphilis dont
notre éminent maître le professeur Fournier vous a retracé
les désastreuses conséquences ; mais nous parlons de ces
cas, plus fréquents qu'on ne croit, de syphilis transmise
dans les familles les plus correctes directement, par accident
ou par la plus inconcevable des fatalités. Tels sont ces enfants dont j'ai observé trois exemples différents ; l'un, notamment, sur une fillette, pourtant très soignée et surveillée, âgée de 4 ou 5 ans, et appartenant par sa famille aux
classes les plus élevées de la société ; l'enfant joue aux
Champs-Elysées, tombe et s'écorche le genou ; la petite
bonne enlève la poussière de la plaie avec son mouchoir
mouillé de sa salive... la cicatrice se fait, puis se rouvre ;
bref, il y eut chancre du genou ; et rien ne pourra plus empêcher que cette jeune fille, bien que vierge et chaste, ne soit
à 18 ans, un vétéran de la syphilis ! Or, l'enquête montra
que, seule des domestiques, la petite bonne était en état de
syphilis contagieuse, ayant été contaminée par un de ses com-
patriotes, soldat caserné non loin des boulevards extérieurs
où il avait été lui-même infecté peu de temps après son
arrivée à Paris. Une fois de plus, il est démontré que, dans
l'état actuel des choses, personne, si vertueux soit-on et à
quelque classe de la société qu'on appartienne, ne peut se
sentir, pour soi ou pour les siens, absolument à l'abri du
danger syphilitique ; la conclusion est toujours la même :
*qu'on assainisse le trottoir, l'on assainira et protégera
tout le reste.*

Ce n'est pas le lieu de multiplier les exemples qui se pré-
sentent en masse à nos souvenirs (dans une foule, baiser
de surprise à la nuque, syphilis deux mois après, etc.) ;
nous nous bornerons à rappeler seulement ceux qui nous
ont particulièrement impressionné, à savoir : L'observation du Dr Burlureaux qui put, par une enquête minutieuse
et approfondie, s'assurer que c'était bien une seule et même
femme, employée de marchand de vins installé en face de
la caserne, qui avait contaminé trente-cinq soldats du même

bataillon ! Plusieurs de ces hommes eurent par la suite des accidents de syphilis cérébrale et spinale, bien que la contamination ait eu lieu presque dans le même temps et à une même source qui donna à d'autres une infection relativement bénigne.

Tel encore le cas de ce jeune étudiant en droit qui, par les baisers de la plus chaste affection, contamina et sa jeune sœur et sa grand'mère, pauvre vieille dame des plus respectables ; ce qui ne l'empêcha pas de succomber, deux ou trois ans après, à une thrombose cérébrale d'origine syphilitique.

Tels ces cas de syphilis, peu rares, croyez-le bien, de syphilis acquise chez le barbier, par le mari qui, sans défiance contre une lésion ayant cette origine certaine, contamine sa femme et deux de ses enfants, lesquels infectent à leur tour deux jeunes camarades ; ce qui donne lieu à une petite épidémie de maison, sinon de quartier et de village comme l'a montré le Dr Lardier dans son étude sur les « Vénériens des champs ».

Qu'il nous soit permis de rapporter un cas qui, pour s'être présenté il y a dix ans, nous trouve encore indigné : Un riche étranger, venu à Paris pour l'Exposition de 1889, était porteur d'un chancre dont l'incubation se fit pendant la traversée. Or, en dépit des avis les plus pressants, il nous fut impossible d'obtenir que ce monsieur ne prît tous les soirs une compagne nouvelle : « Je ne force personne, et je préviens toujours, disait-il, mais j'offre deux cents francs et personne ne refuse ! » Nous exigeâmes que ce cynique personnage ne parût plus chez nous ; nous convenons que ce n'était pas le meilleur moyen de combattre la propagation du mal, mais nous n'avions pas à notre disposition d'autre forme de protestation. Ce n'est d'ailleurs qu'un fait isolé et qui ne peut être mis en balance avec le dangereux et puissant rayonnement sexuel d'une femme, prostituée professionnelle, en état de contagion active.

Le fait suivant est également exceptionnel ; il a une

femme pour acteur : « Pourquoi vous a-t-on arrêtée ? » —
« Oh, certes, ce n'est pas pour avoir donné deux sous à un
pauvre ! Ce que je leur en ai collé, à ces sales hommes, des
maladies ! à tous ceux qui venaient, à tous ceux que je
pouvais ! tant que j'ai pu encore, et ce n'est pas fini ! Ah !
on me l'a bien fichue, à moi, la maladie ; eh bien, si je
suis plombée, je ne serai pas la seule !... »

Qu'on veuille bien réfléchir : une femme reçoit la syphilis d'un inconnu qu'on ne peut atteindre, qu'on ne poursuit pas, qu'on ne punit pas. A son tour, cette malade transmet son mal, sans le diminuer d'ailleurs ; que voulez-vous
que cela puisse lui faire ?

Au contraire, les précautions lui portent souvent préju-
dice et l'intérêt individuel entre en lutte avec l'intérêt général.

Il n'est pas besoin, pour avoir ces sentiments, d'être prostituée ou fille de Saint-Lazare, une demi-mondaine va nous
en donner la preuve : Depuis quatre années, une personne
avait pour amant un homme marié qui lui donnait 600 francs
par mois. Cette somme devenant insuffisante à ses besoins,
la dame prit un second amant qui lui donna 400 francs par
mois... et, de plus, la syphilis. Le premier amant n'étant
pas encore infecté, nous conseillons de le quitter pour qu'il
ne puisse pas contaminer sa femme et ses enfants...

Est-il besoin d'ajouter qu'il ne fut tenu aucun compte de
notre avis ? La dame tenait avec acharnement à sa men-
sualité et, bien que se sachant malade et dûment avertie,
elle persista à recevoir les deux hommes. — Une autre
dame nous répond simplement : « C'est bien difficile de suivre vos recommandations ; jamais on ne m'a tant fait la
cour ! »

Nous avons montré que l'ignorance des malades et le
peu de douleur causé par les accidents contagieux contri-
buaient parfois à répandre la syphilis. L'incubation des
accidents est redoutable non moins que l'irrégularité, l'im-
prévu, la pérennité de ces lésions bucco-linguales, par

exemple, si facilement récidivantes, grâce à l'insuffisance du traitement.

Un mari, voyageur de commerce, voit une insoumise quelconque. Il s'observe ensuite pendant un certain temps ; ne voyant rien survenir, il se croit indemne et risque un rapport conjugal, malgré une pustulette indolente, apparue depuis deux jours, plus d'un mois après ce coït suspect qu'il avait déjà oublié.... L'épouse fut contaminée. C'est encore le fait de la non-surveillance de la prostitution clandestine.

Notons, enfin, que beaucoup de jeunes prostituées insoumises sont administrativement catégorisées comme de simples vagabonds ; il est vrai de dire que c'est plutôt la blennorrhagie que la syphilis qu'elles répandent.

De tous ces faits découle directement la conclusion qu'une société civilisée, c'est-à-dire éclairée et soucieuse de ses devoirs, ne peut rester indifférente à tant de misères. Qu'elle fasse d'abord son devoir ; elle aura ensuite, mais alors seulement, le droit de se montrer exigeante.

En vérité, Messieurs, après tous ces exemples, pris au hasard nous le répétons, et pour ainsi dire dans le tas de faits rigoureusement observés et formellement vécus, ne vous sentez-vous pas convaincus, comme nous, qu'il y a quelque chose de mieux à faire que d'attendre, les bras croisés et les yeux fermés, que l'hygiène protectrice et la morale aient accompli leur bienfaisante action ? Ne pensez-vous pas que la société civilisée et éclairée a bien le droit et le devoir de protéger, de sauvegarder la santé publique par des mesures temporaires et provisoires, espérons-le, mais en rapport avec les nécessités du moment, et plus complètes, plus efficaces, mieux dirigées que ce qui a été fait jusqu'à ce jour et qui est manifestement insuffisant, puisque le nombre des cas de syphilis n'est malheureusement pas encore en voie de diminution.

Il faut être de son temps, il faut être pratiquement de son époque, comme l'ont conseillé certains penseurs et

même les ironistes comme Daumier ; il faut se souvenir que
le mal en permanence agit sans trêve : chaque jour éclo-
sent de nouvelles véroles !

VI

Nous connaissons certes les causes morales qui peuvent
amener une femme à perdre le respect de sa personne.
Nous n'ignorons pas que tels hobereaux de village ou tels
patrons, sortes de pachas d'atelier, ne cessant de faire
d'obscènes propositions à leurs employées, en abusent, les
rendent mères, puis les abandonnent sans ressources ma-
térielles ; les ayant fait douter de tout, ils contribuent puis-
samment à entraîner dans la voie du malheur, de la honte,
de la maladie et des misères morales et physiques, certaines filles faibles et sans soutien moral ; nous n'ignorons
pas que, certains, faisant presque métier ou se faisant
presque gloire de séductions, créent les malheureuses et
les découragées. Mais aussi, il ne faut pas méconnaître que
nombreuses sont les déviées, les dépravées, les vicieuses,
les paresseuses, les gourmandes, etc., qui, par le fait de
mauvais exemples et quelquefois aussi de certaines perver-
sions physiques constitutives dont elles sont les victimes
non responsables, sont tellement prédisposées à la prostitution que, non seulement elles n'offrent à l'entraînement
aucune espèce de résistance, mais encore qu'elles sont
d'elles-mêmes directement provocatrices ; ce qui fait faire
cette réflexion que, si ce n'est pas aujourd'hui avec celui-
ci, ce sera demain avec cet autre, mais que la chute est
fatale... On voit bien le chemin que dès lors elles vont
suivre ; mais, hélas ! c'est la maladie contagieuse plus souvent que le bonheur et l'aisance ou même seulement la sa-
tisfaction de leurs besoins qu'elles vont conquérir... c'est
la syphilis pour elles et pour ceux qui les approcheront et
pour ceux qu'ensuite tous ces malades viendront à engen-
drer...

Quel que soit son malheur, cette femme est devenue

physiquement dangereuse et le mal est fait quand arrive le médecin.

Dès lors, il faut avant tout traiter la malade : il faut la soigner, d'abord pour elle, première victime, puisqu'elle n'a pas produit, mais simplement reçu la maladie pour long-temps transmissible ; il faut la traiter ensuite pour les autres ; car, dorénavant, sans amoindrir, ni diminuer son mal et sans améliorer son état, elle sèmera, propagera la maladie, et cela, de tous côtés, vers d'innocents enfants aussi bien que vers des adultes débauchés ; et tous, à leur tour, infectés par elle, formeront de nouvelles sources, bien longues à tarir, où s'alimenteront de nombreuses contaminations.

Quel que soit donc le côté sous lequel on envisage la ques-tion, la société se trouve en face du même devoir nettement tracé : il faut qu'elle sache protéger ses membres sains, heu-reusement toujours les plus nombreux, contre les membres infectés ; et pour cela elle devra distribuer les médicaments appropriés, gratuitement et en aussi grande quantité que le commandera le service public qu'il y a lieu d'instituer ; elle devra multiplier les facilités de panser et de guérir le mal qui n'aura pas pu être prévenu.... Alors seulement la société aura le droit de demander compte à celles qui con-tinueront à nuire à la santé d'autrui, et d'isoler jusqu'à disparition du péril les inconscientes, les malveillantes, les insouciantes et toutes celles qui, pour une raison ou pour une autre, se montreraient réfractaires aux exigences de l'hygiène et de la prudence, comme à celles de la santé publique.

Il faut qu'à l'époque où nous vivons, on ne voie plus de femmes dont les muqueuses sont couvertes depuis plusieurs mois des lésions les plus contagieuses de la syphilis secon-daire, être isolées depuis la veille seulement : « Quand avez-vous vu un homme pour la dernière fois ? — Mais, avant-hier, monsieur. — Combien en aviez-vous vu dans ce jour ? — Quatre, monsieur. — Etait-ce ainsi les jours précédents ? — Oui, monsieur, deux au moins, cinq au plus !.... » Voilà les réponses faites avec la plus entière sincérité et les actes commis avec la plus parfaite inconscience.

Que penser d'une société qui laisserait sans aucune entrave propager à l'infini une maladie qui tue les enfants dans le sein de la mère, qui fait les avortements, qui crée nombre d'imbéciles, d'infirmes, de déments, de dégénérés !... qui, sous des débuts insignifiants peut, véritable tunique de Nessus, torturer ses victimes pendant des années et souvent finir par les mutiler avant de les détruire totalement.

Et cela aura lieu, comme vient de le faire si bien remarquer M. le professeur Fournier, à une époque où, sous la pression de la raison et du discernement, on commence partout à accorder à l'hygiène la place qui lui convient au plus grand profit de l'humanité ? On épure l'alcool au point de parler d'un monopole d'Etat ; on surveille partout, et avec raison, les produits toxiques ; on poursuit les falsifications alimentaires de toutes sortes, on contrôle les restaurants, les commerces de vins et de denrées, les pharmacies et tout ce qui se consomme ; la réglementation ne met donc pas la prostituée hors du droit commun; elle l'y fait rentrer, tout simplement. On prend des arrêtés contre les industries insalubres, etc... et on laisserait librement, impunément se développer une maladie aussi meurtrière, un fléau aussi terrible et aussi répandu que la syphilis !.... Martineau a écrit il y a quelques années : « Être partisan de la liberté de la prostitution, c'est se montrer partisan de la liberté d'empoisonnement, de la liberté de l'infection ! Cet illogisme serait un anachronisme ; il ne peut plus être sérieusement soutenu de nos jours. »

Sur 4.070 cas de maladies vénériennes relevés par Lefort, au Midi (*Voir* Discussion de l'Académie de médecine de Paris), 3,131 étaient dus à des prostituées insoumises contre 780 dus à des filles soumises. Commenge, sur 27.034

insoumises examinées en dix ans, a trouvé près du tiers, 8,683, reconnues malades et contagieuses.

En somme, les prostituées non surveillées sont les agents les plus actifs de l'incessante rénovation et de la propagation des virus vénériens. Voilà ce que démontrent les faits étudiés et comparés sans parti pris et non pour les besoins de la cause. Il y a lieu de le déclarer une fois de plus ; et il faut que la voix médicale se fasse entendre et que les médecins le déclarent sans réserve à ceux qui ne sont pas à même d'étudier la question sous le même point de vue, et à ceux qui voudraient, dans la bonté de leur cœur, voir le monde autrement qu'il n'est, ainsi qu'à ceux qui, détenant les pouvoirs publics, ont mission de protéger la santé et de faire passer dans la pratique, avec autant de tact et de douceur que possible, le résultat des recherches spéculatives et les indications des plus récents progrès scientifiques.

VII

La provocation publique ne doit évidemment être réprimée que quand elle est professionnelle, scandaleuse ; mais il n'est pas moins certain qu'il y a obligation de la restreindre parfois et de la rendre moins active et plus discrète. « J'ai résisté, depuis que j'habite Paris, plus de deux cents fois, nous disait récemment encore une victime ; j'ai cédé cette fois ; je ne sais comment cela a pu se faire ; ... me voilà pincé ! »

A un autre, c'est son parapluie qui a été pris ; car la provocation revêt parfois les formes les plus inattendues. Il revenait chez lui avant le dîner, sans penser à mal, marchant vite et le parapluie sous le bras... Tout d'un coup, le parapluie, violemment tiré, disparaît. Le temps de se retourner et d'apercevoir une femme se sauvant avec le parapluie dans un corridor. Le passant s'élance et arrive essoufflé dans la chambre d'où il redescend quelques instants après. Bientôt se déclarait une violente blennorrhagie...

En tout état de cause, il faut éloigner la provocation des écoles, des maisons d'éducation, des réunions de jeunes gens : il y a quelques années une femme ne fut-elle pas arrêtée pour avoir contaminé en peu de semaines plus de vingt enfants externes d'un grand pensionnat de Paris, auxquels elle ne demandait que quelques sous !

Il faut d'ailleurs prendre les mêmes mesures de voirie pour toutes les grandes agglomérations et notamment dans les *villes d'eaux*, d'où, trop souvent, les malades rapportent la syphilis. Deux de nos jeunes clients vont aux Eaux et en reviennent, l'un ayant perdu au jeu cinquante mille francs, l'autre ayant gagné la syphilis : c'est encore le premier le moins à plaindre ; car, on sait comment la syphilis commence, on ne sait pas comment elle finit ?...

Mais, dira-t-on, c'est la réglementation que vous maintenez plus que jamais, la réglementation qui est l'âme, la clef de voûte de l'ancien système, qui a causé tant d'erreurs et tant d'abus et qui a soulevé tant de protestations légitimes !

Messieurs, certes, s'il faut surveiller, il faut réglementer ; et il faut le faire sans se souvenir que les souteneurs sont des électeurs.

Mais, est-ce à dire que l'on ne peut pas mieux organiser le système qu'il n'a été fait jusqu'ici ? C'est tout un programme de détails qu'il n'est malheureusement pas possible d'esquisser ici, où il n'y a lieu que de poser la question et de prouver la nécessité d'une réglementation plus douce et plus large sans être moins clairvoyante ; et ce n'est certes pas impossible. Il ne s'agit pas d'une aggravation, mais d'une rectification et surtout d'une meilleure adaptation.

En tout cas, ce n'est pas la réglementation qui est contraire à la dignité de la femme ; c'est bien plutôt la maladie vénérienne et surtout cette syphilis qu'elle peut répandre ensuite tout autour d'elle, produisant des dégénérescences et des infériorités organiques qui peuvent se faire sen-

tir jusqu'au delà de la seconde génération, et créant au
milieu de ses victimes de nombreux mysogynes.

La surveillance, Messieurs, n'a pas supprimé la syphilis ;
c'est parce qu'elle n'a pas été faite comme il le fallait ;
elle a permis à certains cas de syphilis de se produire ;
c'est encore la faute de l'application et non du système :
tout cela est facile à modifier. Tous les voleurs ne sont
pas arrêtés, il ne vient à l'idée de personne de supprimer
les gendarmes.

Il est impossible, en tout cas, de nier les grands services que la réglementation rend journellement, en dépit
de son organisation défectueuse, à Paris.

Voyez ces femmes en pleine contagion, — en voici des
photographies et des moulages pris sur nature — c'est en
cet état qu'elles nous arrivent, c'est en cet état qu'elles
vont demander des soins dans les hôpitaux généraux où il
n'y a pas toujours de place pour les recevoir. On leur donne bien les médicaments ; mais il faut qu'elles pourvoient
à leur logement et à leur nourriture ; et pour cela il faut
que, dans l'état de maladie, elles continuent leur métier de
prostituées. — Eh bien ! voyez le nombre qu'elles sont, et
les victimes qu'elles font jusqu'au jour où on les oblige à se
traiter en leur donnant avec l'asile, les soins gratuits, mais
obligatoires que leur état de santé commande.... Et jusqu'à ce moment, c'est en cet état de virulence extrême et de
contagion permanente, nous ne saurions trop le répéter,
qu'elles voient de trois à cinq hommes par jour, et cela
pendant des mois.... (les observations en font foi) avant
d'être traitées, secourues, isolées.... (toujours parce que
la syphilis n'est qu'exceptionnellement douloureuse). —
Or, sur ces cinq hommes, mettez que trois, que deux seulement, soient vulnérables, voyez le nombre de victimes
durant les deux ou trois mois de liberté avant que le hasard les fasse tomber sous le coup de la surveillance obligatoire... Multipliez ce chiffre par le nombre de prostituées
détenues pour raison de santé — et multipliez le tout par

cinq, c'est-à-dire par le nombre des services de Saint-Lazare, et vous vous rendrez compte du rôle véritablement
protecteur de la santé publique que joue ce système de
surveillance, même dans l'état de défectuosité où le lais-
sent depuis trop longtemps les pouvoirs publics et la routine administrative.

Que serait-ce si l'institution était faite sérieureusement
et sincèrement, si elle était dotée de tous ses moyens de
salutaire action? Ceux qui sont ainsi protégés, le sont réel-
lement et sont déjà en nombre respectable ; c'est incomplet sans doute, mais tel que cela existe, c'est cependant
d'une incontestable utilité ! Avec un peu de volonté et de
suite dans les idées, il serait facile de rendre efficace cette
protection tout en la faisant tolérante, éclairée, douce,
charitable, bienveillante, clémente, humaine enfin, et véritablement bienfaisante.

VIII

Cette exposition de faits ne peut ici se prolonger ; nous
avons dû soumettre votre attention à une trop longue
épreuve ce dont nous nous excusons ; — il n'est que temps
de terminer.

En attendant que des progrès nouveaux soient accom-
plis en thérapeutique, progrès dont il ne faut pas douter
et que l'avenir tient en réserve pour des temps prochains ;
en attendant que l'hygiène, unie à la morale, ait réalisé son
œuvre féconde, nos conclusions seront les suivantes que
nous espérons bien vous voir appuyer de votre autorité
morale : Remettre une question n'est pas une solution.

Rien ne sert de fermer les yeux devant le péril vénérien. Si l'on feint de ne pas l'apercevoir, si l'on ne daigne
pas reconnaître son existence, il n'en existe pas moins *et
il sévit en permanence.* Nous pensons que la réglementation doit être conservée, mais améliorée ; la défense de la
société moderne contre l'antique syphilis doit être complé-
tée par une série de mesures appropriées aux mœurs ac-

tuelles. Les visites médicales doivent être plus fréquentes, plus minutieuses et contrôlées par des inspecteurs sanitaires ou d'hygiène. Des dispensaires multiples doivent être organisés, sous la direction de médecins compétents, où des pansements pourront être fréquemment pratiqués, où des médicaments seront gratuitement distribués. Le dispensaire central, outre qu'il remplira la fonction de tous les autres, devra être transformé en *asile sanitaire municipal*, où les malades recevront des soins avec obligation d'y séjourner tant que la contagion existera, mais où les femmes seront traitées en malades et nullement en coupables.

Messieurs, l'heure est venue où cette grande œuvre de préservation sociale doit être accomplie ; c'est pour cette entreprise que vous êtes compétents, et c'est tout au moins pour en jeter les bases que nous sommes réunis et conviés. Il ne faut pas abolir, détruire ce qui existe ; il faut perfectionner, améliorer. Blâmez les écarts, corrigez les erreurs, supprimez les abus, mais protestez contre l'abolition de toute réglementation, laquelle n'est en définitive qu'un aveu d'impuissance et une véritable capitulation devant l'infection. Ce ne serait plus de l'indulgence où de la bonté dictée par un esprit large et tolérant, ce serait un défaut de clairvoyance ou une coupable inertie. La question de la syphilis, de la lèpre moderne, est devenue une question internationale, sociale au premier chef — depuis que le service militaire obligatoire appelle dans les villes tous les hommes des campagnes, depuis que les moyens de transport rapides et faciles, ont pour ainsi dire supprimé les frontières. Il n'est plus aujourd'hui aucune nation civilisée qui puisse se désintéresser du problème de la syphilis qui fait des victimes dans tous les mondes, dans tous les milieux.

Messieurs, excusez-nous de vous avoir entretenus si longtemps de choses tristes et d'avoir parfois tenu devant vous les propos risqués qu'exigeait la question. Ne fallait-il pas, pour permettre aux bonnes volontés et aux aspirations généreuses de se diriger vers le bien à réaliser, préciser les points où le mal pouvait être atteint ?

Il fallait des faits et non des illusions... Saint Chrysostôme soutenait déjà les auteurs qui signalent le mal et indiquent le remède, en les comparant à « ceux qui ne craignent pas de souiller leurs mains lorsqu'il s'agit de panser des ulcères ». Montaigne, de son côté, recommande « d'oster le masque plus encore des choses que des personnes ».

Mais, peut-être le remède indiqué ne vous sied qu'incomplètement. Écoutez alors cet avis d'Horace que nous pourrons traduire comme il suit : « Si vous connaissez quelque chose de mieux, que votre discernement l'exprime sans réserve ; sinon, faites ce que je conseille après que la réflexion m'a convaincu que c'est bien ce qu'il y a de moins mauvais jusqu'à ce que la perfection ne nous échappe plus. »

Sur ce terrain délicat, chacun se défie de soi-même ; il faut pourtant que quelque chose d'utile sorte de ces délibérations compétentes, de ces assises solennelles, qu'autrefois on eût justement appelées du nom respecté de Concile. Et, certes, il ne peut en sortir que d'utiles enseignements, puisque chaque homme éminent de cette Compagnie de véritable sélection n'obéit qu'aux plus généreux mobiles.

On ne peut plus soutenir que le pouvoir de la maladie funeste est détruit par la seule puissance de la sagesse et que c'est aux faiblesses humaines que la syphilis doit la portée de ses maléfices. A tort ou à raison, ce sont les passions (souhaitons que ce soient les bonnes) qui conduisent le monde ; la chasteté n'est pas une solution. N'est-il pas pour faire réfléchir, l'exemple antique de ces « prêtresses de Vesta que n'arrête pas l'alternative de descendre vivantes dans le noir sépulcre ? » Ne nous écartons donc pas des lois de la nature ; « sic natura jubet, etc. ». E. de Girardin a écrit que « l'austère langage de la société n'est pas toujours d'accord avec la voix impérieuse de la nature ». On peut toutefois s'efforcer de mettre la nature d'accord avec

la raison. Ne réglons pas les mœurs, mais cherchons ensemble les moyens les plus propres à protéger la santé publique. On ne peut regarder d'un œil indifférent et impassi-
ble de si grands maux frappant un si grand nombre de nos
semblables. Il nous faut donc contribuer à résoudre le problème de la sauvegarde sanitaire et de la préservation sociale. Instituer la prophylaxie des maladies vénériennes,
c'est protéger tout le monde, femmes, enfants, nourrices,
militaires, artisans, ouvriers, et non pas seulement les prostituées et les débauchés.

Messieurs, vous le voyez, votre décision peut avoir les
conséquences les plus heureuses, en tout cas, les plus graves, puisque le monde entier s'y trouve intéressé.

Certes, tous, tant que nous sommes, nous serons les premiers à nous porter sur leur passage pour les saluer avec
enthousiasme, ceux qui ont foi dans les bienfaits de la liberté illimitée et dans le prochain avènement de la vertu
universelle, ceux qui portent les torches sacrées, c'est-à-
dire les flambeaux de l'Idéal, à jamais étincelant et toujours passionnément recherché...

Mais n'oubliez pas que vous êtes les réels gardiens de la
santé publique et les seuls protecteurs effectifs de l'existence et du bonheur de beaucoup d'innocents : C'est là la véritable croisade intellectuelle, la seule qu'admette l'âme
moderne, l'ère contemporaine !

IX

CONCLUSIONS

Exposer des faits est la meilleure façon d'éclairer les
questions. Il résulte, d'une manière mise hors de toute discussion par tous les faits cités, que la syphilis est un mal
redoutable, profond, pour l'individu et pour la race, et que
la société clairvoyante, avertie, a un intérêt direct, supé-
rieur comme on dit aujourd'hui, à y remédier. Elle doit
employer les moyens que la morale conseille ; mais ces
moyens qui agissent sur les mœurs mêmes des nations sont

lents à agir et le mal est en permanence. Il sévit à jet
continu.

Il ne faut plus arguer maintenant du désaccord des ob-
servateurs.

Les médecins compétents de tous pays renseignés s'ac-
cordent aujourd'hui pour reconnaître l'étendue du mal. De
ce que les générations ont pu résister à l'assaut vénérien
depuis les grandes épidémies des siècles précédents, il ne
s'ensuit pas que la syphilis soit devenue un mal négligea-
ble jusqu'à ce que des modifications profondes aient eu le
temps de se produire dans les mœurs et les habitudes. Du
reste, quoi qu'on dise, la chasteté est physiologiquement
une affaire de tempérament et le besoin sexuel est réel,
impérieux.

« L'homme a sur lui sa chair qui est tout à la fois sa raison d'être, son fardeau et sa tentation. Il la traîne et lui
cède.... Il doit la surveiller, la contenir, la réprimer et ne
lui obéir qu'à la dernière extrémité. Dans cette obéissan-
ce-là, il peut encore y avoir de la faute, mais la faute ainsi
faite est vénielle..... »

Donc, elle ne mérite pas la vérole. La prostitution n'est
pas intéressante, parce qu'elle heurte les sentiments les
plus nobles, les plus élevés, ceux qui ont leur racine dans
l'intimité même du cœur humain ; c'est très bas, parce que
dénué de sincérité précisément dans l'acte où la nature
semble exiger de l'individu le plus d'intensité et de sincérité. Mais la prostitution existe, elle est, et il faut dès maintenant compter avec elle. Le mal qu'elle cause n'est pas
récent ; on y est comme accoutumé, mais ce mal n'est pas
moins réel, vivace, permanent : il faut le combattre, le réduire ; car, si les générations humaines ont pu passer au
travers, il est impossible d'énumérer toutes les souffrances
physiques et morales, toutes les misères, toutes les angoisses qui en sont résultées, qui se produisent encore. On n'a
pas réussi à l'enrayer jusqu'ici : ce n'est pas une raison
pour ne pas tenter de faire ce qui n'a pas encore été fait.

On a des moyens dont on ne disposait pas jadis. On abou-
tira maintenant, c'est la loi du *Progrès*. Le moment est
venu de voter *pour* ou *contre* la vérole. La syphilis est une
tare, un parasite, une moisissure sociale ; mais elle ne
persiste que par la faute de la Société.

La permanence des maladies vénériennes est un baro-
mètre social ; la vérole est la conséquence de la routine, la
concrétion de l'inertie, la fille de l'incurie.

Sans doute, il faut s'acharner à retirer de leur fange les
prostituées ; « cette âme est pleine d'ombre ; le péché s'y
commet ; le coupable n'est pas celui qui fait le péché, mais
celui qui fait l'ombre. Enseignez le plus de choses que
vous pouvez... » (VICTOR HUGO, *Les Misérables*, 1ʳᵉ partie,
Fantine.)

En attendant, les prostituées propagent les maladies vénériennes ; le mal est de tous les jours ; le remède, s'il est
possible, ne doit plus attendre. Mais il faut se montrer
doux pour des malades sur qui pèse le poids de la société
humaine. Le coupable n'est pas celui qui est malade, mais
celui qui a permis au mal de se produire et de se répandre.

La question d'argent ne peut compter en face de tant et
de si grands maux qu'on peut éviter ou empêcher en grande
partie. Ces dépenses seront compensées par la diminution
du nombre des infirmes, idiots, aliénés, paralytiques, gâ-
teux, sourds-muets et autres malheureux qui peuplent les
asiles et grèvent les budgets. D'ailleurs, quand on *veut bien*,
on trouve toujours de l'argent. Or, c'est faute d'argent seulement que les réformes, que les améliorations ne s'accom-
plissent pas. Incriminons plutôt la routine et l'inertie, qui
sont les vraies complices de la vérole ; mais la vérole est la
complice de la mort. Or, la philosophie nous apprend que
la mort appartient, non aux hommes, mais à la nature, à la
fatalité seule !

Je comprends la portée de toutes les attaques formulées :
quelques-unes sont excessives ; beaucoup sont justes. Mais
la *période* policière *isolée* a fait seule faillite. Que l'on sa-

4

lue l'aurore de la période *sanitaire* ; qu'on adoucisse le
sort des malades, mais qu'on s'oppose à l'absence systéma-
tique ou inconsciente des soins indispensables. Qu'on unis-
se ces deux moyens d'action et on récoltera le résultat de
ces efforts combinés avec sagacité, le mal sera diminué
jusqu'à ce que vienne sa suppression par les atténuations
savantes, immunisations et vaccinations promises par les
siècles puissants de l'avenir... Mais du moins l'humanité,
réalisant les progrès lents de chaque période, pourra attendre les bienfaits des efforts admirables de nos collègues
moralistes.

Ce qui suit pourrait être considéré comme les améliorations à réaliser dans un système de protection de la santé
publique pour les grands centres de population où seul le
problème est difficile.

Il faut, dès maintenant, multiplier les dispensaires, les
consultations, les pansements, les distributions de médicaments.

Il faut que tout syphilitique contagieux, homme ou femme, qui demande des soins, ne se les voie jamais refu-
ser.

Alors seulement la société aura fait son devoir matériel ;
alors seulement elle aura le devoir de sévir. Car, entendons-
le bien, le moment n'est pas venu d'ouvrir les hospices sanitaires ; il faut un *hôpital fermé* pour les personnes contagieuses, indifférentes, inconscientes, incorrigibles, réfractaires, comme il y en a encore tant.

Mais là surtout il faut de la douceur, de la bonté, de
l'intelligence. Il faut que les femmes surtout, qui sont la
rançon de la santé publique, soient au moins comme dans
les hôpitaux ordinaires.

Récemment encore, à Saint-Lazare, les soins étaient
donnés dans des conditions laissant tout à désirer. *L'hydro-
thérapie* ne fonctionne pas encore ; les pansements sont
faits par d'anciennes malades et non par des infirmières.
Il y a peu de temps encore, les malades (on le croira à pei-

ne) n'avaient plus à manger à partir de 2 heures de l'après-
midi jusqu'au lendemain matin.

Actuellement, elles portent encore un costume de pri-
sonnières ; on ne peut les aborder, les approcher, leur
écrire ; leur correspondance est surveillée et l'on ne peut
faire de visite, ni leur adresser des secours ou des douceurs
de la ville, ainsi que cela se pratique dans les hôpitaux
ordinaires et en ville, pour ceux qui souffrent.

Il faut notamment que ces femmes puissent surveiller,
de l'asile où elles sont retenues, leurs intérêts au dehors. Il
faut que les malades qui ont pris confiance et qui viennent
demander secours contre leurs maladies puissent être con-
seillées, pansées et traitées. Tout cela a lieu dans les hôpitaux ordinaires où je reconnais constamment de nos malades,
et aucun des scandales tant redoutés par l'administration,
qui légitime par cette crainte divers abus, ne se produit.
Beaucoup d'améliorations ont été réalisées dans ces dix
dernières années, je dois à la vérité de le déclarer hautement.
Il faut que *l'hospice sanitaire* ne soit plus, ne soit jamais
un épouvantail. Enfin, il importe que le dispensaire-hôpital,
celui qui devra garder les malades, soit central et ne soit
pas *extra muros* ; s'il n'est pas à distance facilement acces-
sible, les malades ne pourront pas venir en nombre et le
but sera manqué. Tous les asiles de convalescence, de travail, de relèvement moral, hospices, refuges, etc., pourront de plus être aidés et encouragés. Mais les mesures de
rigueur ne doivent pas être supprimées. Il faut les améliorer, les mettre au niveau des mœurs adoucies du jour, au
niveau de la civilisation du temps présent ; il faut que ces
mesures soient « de l'époque », comme disent familière-
ment les antiquaires.

Qu'on ne croie pas à une atteinte à la liberté quand on
n'a en vue que la conservation et la sauvegarde de la santé
publique.

Jusqu'à présent, on n'a que mal employé les moyens coer-
citifs, comme à regret, comme on fait les choses de la per-

fection desquelles on n'est pas assuré. On les accomplit sans conviction, par conséquent sans résultat. On ne savait pas si on faisait bien ; alors, on appliquait mal ou mollement.

Telles sont les réformes que notre expérience d'homme mettant journalièrement la main à la pâte (que l'on nous passe cette expression familière), c'est-à-dire de praticien déjà ancien, nous porte à indiquer comme facilement et immédiatement réalisables.

Le programme que j'ai l'honneur de soumettre à cette Assemblée consiste dans la fusion de la médecine compétente et de la coercition judicieuse et adoucie ; voilà ce qui peut se faire presque à l'instant même. Voilà l'œuvre à laquelle je convie la Conférence à s'associer. Et si elle ne reste pas stérile, si elle accomplit ce programme d'attente ou de transition, provisoire si l'on veut, elle aura bien facilité et préparé la tâche de l'avenir ; elle aura bien mérité de l'humanité, puisqu'elle aussi aura fait faire un pas réel dans la voie du progrès palpable, et cela au moyen de la bonté et de la justice et par des souffrances diminuées et supprimées.

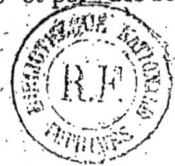

Clermont (Oise). — Imprimerie DAIX frères.